BEI GRIN MACHT SICH IHR WISSEN BEZAHLT

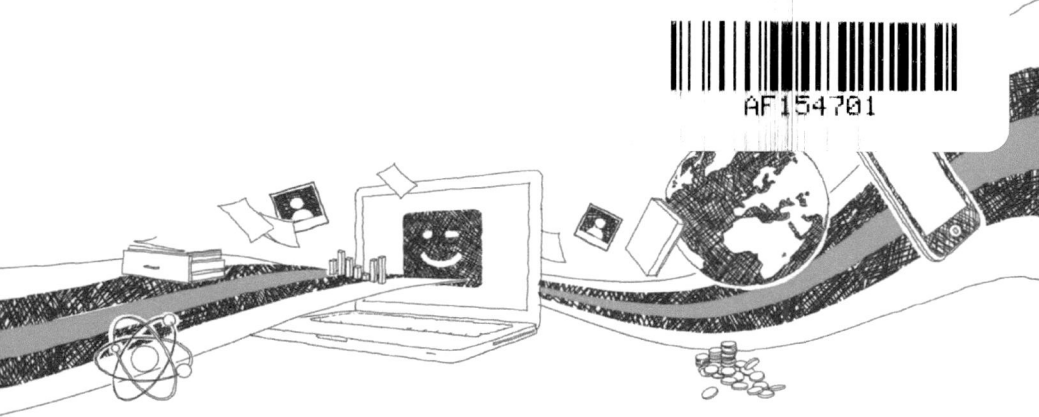

AF154701

- Wir veröffentlichen Ihre Hausarbeit,
  Bachelor- und Masterarbeit

- Ihr eigenes eBook und Buch -
  weltweit in allen wichtigen Shops

- Verdienen Sie an jedem Verkauf

Jetzt bei www.GRIN.com hochladen
und kostenlos publizieren

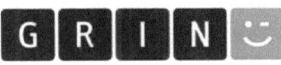

Bibliografische Information der Deutschen Nationalbibliothek:

Die Deutsche Bibliothek verzeichnet diese Publikation in der Deutschen National-
bibliografie; detaillierte bibliografische Daten sind im Internet über http://dnb.d-
nb.de/ abrufbar.

Impressum:

Copyright © 2012 GRIN Verlag, Open Publishing GmbH
Druck und Bindung: Books on Demand GmbH, Norderstedt Germany
ISBN: 978-3-656-92835-5

Fabian Renger

MVZs in Deutschland. Entwicklung einer Typologie unter Unternehmensführungsaspekten

Forschungsvorhaben

GRIN Verlag

GRIN - Your knowledge has value

Der GRIN Verlag publiziert seit 1998 wissenschaftliche Arbeiten von Studenten, Hochschullehrern und anderen Akademikern als eBook und gedrucktes Buch. Die Verlagswebsite www.grin.com ist die ideale Plattform zur Veröffentlichung von Hausarbeiten, Abschlussarbeiten, wissenschaftlichen Aufsätzen, Dissertationen und Fachbüchern.

Besuchen Sie uns im Internet:

http://www.grin.com/

http://www.facebook.com/grincom

http://www.twitter.com/grin_com

1 Erkenntnisobjekt

Um die Forschungslücke im Bezug auf die Medizinischen Versorgungszentren (MVZs) herauszuarbeiten, ist es notwendig, die MVZs näher zu betrachten.

Es fällt bei der Gesamtbetrachtung der MVZs in Deutschland auf, dass es sich hierbei um unterschiedliche Konstruktionen handelt.

Daher ist es sinnvoll, für die MVZs in Deutschland eine Typologie zu entwickeln, um Gemeinsamkeiten und Unterschiede darzustellen.

1.1 Typologie der MVZs in Deutschland

Die Typologie bezieht sich auf die Träger der MVZs in Deutschland.

Drei verschiedene Grundtypen kristallisieren sich heraus:

1.) Das Freiberufler-MVZ, das von einem oder mehreren niedergelassenen Ärzten gegründet wird

2.) Das Krankenhaus-MVZ, welches von einem Krankenhaus gegründet wird

3.) Das Konzern-MVZ, das von einer Kapitalgesellschaft gegründet wird

Genauer betrachtet fällt auf, dass es auch Mischformen der oben genannten Typen gibt.

Abb. 1 stellt die Grundtypen und Mischformen dar.

Abb. 1: Grundtypen von MVZs und Mischformen

Grundtyp	Freiberufler-MVZ	Krankenhaus-MVZ	Konzern-MVZ
Mischform	Freiberufler-und-Krankenhaus-MVZ		Konzern-und-Freiberufler-MVZ

Quelle: Eigene Darstellung

1.1.1 Grundtyp Freiberufler-MVZ

Beim Freiberufler-MVZ formen ein oder mehrere niedergelassene Ärzte ihre Praxen bzw. Gemeinschaftspraxis zu einem MVZ um.

Sie schöpfen also die Möglichkeit, welche der Gesetzgeber zum 01.01.2004 geschaffen hat, aus.

Dies kann unterschiedliche Gründe haben. Zum einen sind die Vorteile bezüglich der Rechtsform zu nennen. Im Gesetzestext steht, dass sich das Medizinische Versorgungszentrum aller Rechtsformen bedienen kann.

Beim Freiberufler-MVZ wird jedoch von der Möglichkeit, das MVZ in Form einer juristischen Person (insbes. GmbH und AG) zu betreiben, eher selten Gebrauch gemacht.

Es dominieren die GbR und die Partnerschaftsgesellschaft.

Das MVZ bietet für den Freiberufler die Möglichkeit, Synergien zu heben und die Vorteile der fachübergreifenden Tätigkeit optimal zu nutzen.

Durch die Möglichkeit, Kassenarztsitze zum MVZ zu „ziehen", sind die organisatorischen Möglichkeiten, die betreffenden Einheiten zu vergrößern, besser gegeben, als dies beispielsweise bei einer Gemeinschaftspraxis der Fall ist. Der Gesetzgeber hat mit der Organisationsform MVZ niedergelassenen Ärzten also neue organisatorische Möglichkeiten geschaffen.

1.1.2 Grundtyp Krankenhaus-MVZ

Für Krankenhäuser gibt es ebenfalls die Möglichkeit, sich in der Form eines MVZs zu organisieren. Dies beinhaltet für Krankenhäuser die erweiterte Möglichkeit, im Bereich der ambulanten Versorgung tätig zu werden, was bisher im Wesentlichen nur niedergelassenen Ärzten möglich war. Wenn sich ein Krankenhaus als MVZ organisiert, kann es Vertragsärzte anstellen und Praxen betreiben und somit eine Vollversorgung (ambulant / stationär) anstreben. Dies bedeutet natürlich einen harten Konkurrenzfaktor für die niedergelassenen Ärzte. Daher sollten Krankenhaus-MVZs sehr behutsam vorgehen und beispielsweise die örtlich ansässigen niedergelassen Ärzte über das Vorhaben informieren, um eine weitere Zusammenarbeit möglich zu machen.

Natürlich muss ein solches MVZ erst von der zuständigen KV zugelassen werden.

Durch die Möglichkeit des MVZs werden für Krankenhäuser ebenfalls Synergien gehoben und es wird einfacher, die Einheit, die das Krankenhaus in Form eines MVZs betreibt, zu vergrößern.

1.1.3 Grundtyp Konzern-MVZ

Durch die gesetzliche Möglichkeit, ein MVZ in Form einer juristischen Person zu betreiben, werden MVZs auch für Kapitalgesellschaften interessant. Diese können MVZs in Form einer GmbH oder AG betreiben. Unter dem Dach der Kapitalgesellschaft können MVZs betriebswirtschaftlich organisiert und mit angestellten Ärzten betrieben werden.

Es entstehen Gesundheitskonzerne.

Ob dies vom Gesetzgeber gewollt ist, ist nicht klar; die Möglichkeit dazu hat er jedenfalls geschaffen.

An den neuesten Entwicklungen in der Politik ist erkennbar, das dem Einhalt geboten werden soll.

Etwa an den Bemühungen, dass MVZs ärztlich geleitet werden sollen. Damit soll vermieden werden, dass die medizinische Versorgung durch renditeorientierte Investoren gesteuert wird.

Durch die Zulässigkeit aller Organisationsformen ist es jedoch für Konzern-MVZs möglich, typische Synergien etwa im Sinne von „economies of scale" zu heben.

Inhaltsverzeichnis

1 Problembereich

Die Erkenntnis, dass Gesundheit und Krankheit für jeden Menschen „Zustände von höchster Bedeutsamkeit"[1] bedeuten, prägt das gesellschaftliche Denken stärker denn je, da Gesundheit als wertvolles Gut und zugleich wichtige Voraussetzung gilt, „um alle Annehmlichkeiten des Lebens genießen zu können"[2].

Medizinische Fragestellungen und Erkenntnisse sowie der medizinisch-technologische Fortschritt erreichen für die Gesellschaft und das Gesundheitssystem maximalen Stellenwert, weshalb es durch verschiedenste Entwicklungen in den Mittelpunkt des öffentlichen Interesses rückt.

Im sechsten Kontradieff-Zyklus,[3] der voraussichtlich 2010 seinen Höhepunkt erreicht hat, steht der gesellschaftliche Bedarf nach Gesundheit im Mittelpunkt, welche sich nicht auf physisches Wohlbefinden beschränkt, sondern vor allem aus holistischer Sicht als soziale, physische, seelische oder ökologische Gesundheit betrachtet wird.[4]

Das System der gesundheitlichen Versorgung in Deutschland, das die Bereitstellung medizinischer Hilfe koordiniert, dient als Institution, welche die Aktivitäten zur Förderung der Gesundheit bündelt.[5]
Aus Sicht der Bevölkerung besteht die primäre Aufgabe des Gesundheitswesens im Erhalt der individuellen Gesundheit, d.h. dem Ergebnis „Gesund sein", während die Gesundheitsversorgung an sich als positive Auswirkung auf den eigenen Gesundheitsstatus dient.[6]
Das Bedürfnis nach Gesundheit wird hierbei nicht nur über den Bedarf, sondern durch Gesundheitsleistungen befriedigt.[7]
„Health itself is not tradeable in the sense that it cannot, strictly, be brought or sold in a market: it can be no more than a characteristic of a commodity"[8].

---

[1] Bourmer, H., (1985), S. 10, zit. nach: Distler, B., (2010), S. 1

[2] List, R., (1999), S. 1; Definitionen von Gesundheit finden sich z.b. bei der WHO, wonach Gesundheit als „ein Zustand vollkommenen körperlichen, geistigen und sozialen Wohlbefindens und nicht allein das Fehlen von Krankheit und Gebrechen" betrachtet wird (WHO (1946), S. 2). Der Medizinsoziologe *Parsons* definiert sie als „Zustand optimaler Leistungsfähigkeit eines Individuums, für die wirksame Erfüllung der Rollen und Aufgaben, für die es sozialisiert (Sozialisation = Einordnungsprozess in die Gesellschaft, Normen- und Werteübernahme) worden ist"; Parsons, T., (1972), S. 71, Distler, B., (2010), S. 1

[3] Unter den Kontradieff-Zyklen werden Wirtschaftsschwankungen verstanden, denen richtungsweisende und revolutionäre Innovationen zugrunde liegen. Der letzte Zyklus etwa bis Anfang des Jahres 2000 zeichnete sich durch Innovationstechnik aus und prägte dadurch den technologischen, wirtschaftlichen und sozialen Wandel in allen entwickelten Nationen. Das Phänomen langer Wirtschaftszyklen wurde zwar nicht auf den russischen Wissenschaftler Kontradieff zurückgeführt, ist jedoch nach seiner Abhandlung über lange Konjunkturwellen benannt. Nach der Theorie der langen Wellen kennzeichnet die wirtschaftliche Entwicklung nicht nur kurze Schwankungen, sondern vor allem in kapitalistischen Ländern lange Phasen von Aufschwung und Rezession., zit. nach: Distler, B., (2010), S. 1

[4] Vgl. Nefiodow, L. A., (2006), S. 64, zit. nach: Distler, B., (2010), S. 1

[5] Vgl. Wendt, C., Wolf, C., (2006), S. 20, zit. nach: Distler, B., (2010), S. 2

[6] Vgl. Schwartz, F. W., Janus, K., (2006), S. 72, zit. nach: Distler, B., (2010), S. 2

[7] Vgl. Musil, A., (2003), S. 32, zit. nach: Distler, B., (2010), S. 2

Nach *Nefiodow* lebt das traditionelle Gesundheitswesen in erster Linie von dem fortwährenden Anstieg an Krankheiten und Kranken, da derzeit lediglich ca. 1 % der zur Verfügung stehenden Mittel in Gesundheitsfürsorge und Prävention investiert werden. Ein System mit einer einseitigen Ausrichtung auf Krankheiten führt demnach zwangsläufig zu der Entstehung neuer Ideen außerhalb dieses Gesundheitswesens, „nämlich dort, wo Spielraum ist und wo (…) neue Unternehmer, Manager und Wissenschaftler ihre Chance haben"[9]. Das MVZ in Deutschland ist eine Konstruktion, die einen solchen Spielraum realisieren kann. Daher ist es sinnvoll dieses MVZ, eingebettet in das Deutsche Gesundheitssystem, näher zu betrachten.

1.1 Gegenstand des Projektes

Medizinische Versorgungszentren (MVZs) sind seit 2004 durch das Gesetz zur Modernisierung der gesetzlichen Krankenversicherung (GMG) zur vertragsärztlichen Versorgung zugelassen. Sie zählen zu den herausragenden gesetzlichen Veränderungen der medizinischen Leistungserbringung. MVZs zeichnen sich wesentlich dadurch aus, dass die ambulante Versorgung unter einem Dach durch Vertragsärzte[10] sowie angestellte Ärzte angeboten und die enge, fachübergreifende Zusammenarbeit einzelner medizinischer Fachgebiete gefördert wird. Die Motivation des Gesetzgebers lag neben der „Versorgung aus einer Hand" im Ziel, entsprechende Konkurrenz für niedergelassene[11] Ärzte zu schaffen.[12]

Seit der Einführung der MVZ lässt sich ein dynamischer Gründungszuwachs verzeichnen (vgl. Abb. 1).

---

[8] McGuire, A., u.a., (1987), S. 32, zit. nach: Distler, B., (2010), S. 2

[9] Nefiodow, L. A., (2006), S. 55, zit. nach: Distler, B., (2010), S. 2

[10] Als Vertragsarzt wird jeder im Rahmen der GKV zur Behandlung von sozialversicherten Patienten zugelassene oder ermächtigte Arzt bezeichnet, der in vollem Zulassungsstatus oder mit Teilzulassung (hälftiger Versorgungsauftrag nach § 19a Ärzte-ZV) tätig wird; vgl. § 1a BMV-Ä.

[11] Unter der ärztlichen Niederlassung wird die Tätigkeit in eigener Praxis für Kassen- und Privatpatienten bezeichnet, vgl. Bedei, B., (2005), S. 32, zit. nach: Distler, B., (2010), S. 4

[12] Vgl. Deutscher Bundestag, (2003), S. 74, zit. nach: Distler, B., (2010), S. 4

Abb. 1: Aktuelle Entwicklung der MVZs 2004-2010

Aktuelle Entwicklung der MVZs im 1. Quartal 2010	
Anzahl der Zulassungen	1.503
Gesamtzahl der in einem MVZ tätigen Ärzte	7.526
Vertragsärzte	1.320
Ärzte in Anstellungsverhältnis	6.206
MVZ-Größe	Ø 5,0 Ärzte
Vorwiegende Gründer	Vertragsärzte und Krankenhäuser
MVZ in Trägerschaft von Vertragsärzten	48,7 Prozent
MVZ in Trägerschaft eines Krankenhauses	38,5 Prozent
Vorwiegende Rechtsformen	GmbH, GbR, Partnerschaft
Am häufigsten beteiligte Facharztgruppen	Hausärzte und Internisten

Quelle: http://www.kbv.de/koop/8791.html, (Stand: 08.02.2011), in Anlehnung an Distler, B., (2010), S. 5

1.2 Definition und Abgrenzung des Untersuchungsobjektes

Untersuchungsobjekt sind MVZs in der Bundesrepublik Deutschland. Aus diesen MVZs werden die verschiedenen Typen entwickelt. Aus der entstehenden Typologie sollen Schlüsse für die Unternehmensführung in MVZs und besonders am Beispiel MVZ Dr. Renger, Dr. Becker gezogen werden. Dies durch den Vergleich der verschiedenen Typen mit ihren Gemeinsamkeiten und Unterschieden.

Die Typologie konzentriert sich hierbei speziell auf Aspekte der Unternehmensführung. Hierbei werden die einzelnen Unternehmensführungsbereiche Marketing, Beschaffungswesen, Personalführung und Finanzierung / Investition herausgegriffen und in Bezug auf die MVZs untersucht.

Durch diese Typologie lassen sich bestimmte Fragen beantworten, beispielsweise wie das für ein MVZ geeignete Marketing aussehen sollte, was bei Beschaffung und Personalführung hinsichtlich Unterschiede und Gemeinsamkeiten zu beachten ist oder wie am geeignetsten finanziert und investiert werden sollte. Auch andere Fragen, wie beispielsweise nach der Zukunftsfähigkeit des Modells MVZ lassen sich anhand einer derartigen Typologie beantworten.

Untersucht werden 3 Grundtypen: Freiberufler-MVZ, Krankenhaus-MVZ, Konzern-MVZ und die Mischtypen Freiberufler-und-Krankenhaus-MVZ sowie Konzern-und-Freiberufler-MVZ.

Damit betrifft die Typologie nicht alle Akteure im Gesundheitswesen, also auch nicht niedergelassene Arztpraxen, Krankenhäuser oder Privatkliniken, sondern nur MVZs, die alle in einer bestimmten Form organisiert sind und einem bestimmten Typus zugeordnet werden können.

Im Hauptinteresse der aktuellen Diskussion stehen MVZs und ihre Auswirkungen auf das Gesundheitssystem in Deutschland. Gerade für diese gilt es, eine Typologie zu entwickeln und aus ihr differenzierte typische Aspekte herauszuarbeiten.

Hauptunterscheidungsmerkmal für die im Gang der Untersuchung zu beleuchtenden Akteure im Gesundheitswesen ist das Kriterium MVZ mit seinen unterschiedlichen rechtlichen Ausprägungen, die im Rahmen der Typologie bezüglich ihrer Ausgestaltung und ihrer Vor- und Nachteile betrachtet werden.

Die typologischen Definitionen, die erarbeitet werden, evaluieren die Unternehmensführungsaufgaben im MVZ und sollen zu einem Erkenntnis- und Theoriebeitrag führen (Vgl. Abb. 2 auf folgender Seite).

Abb. 2: Definition des Untersuchungsobjektes

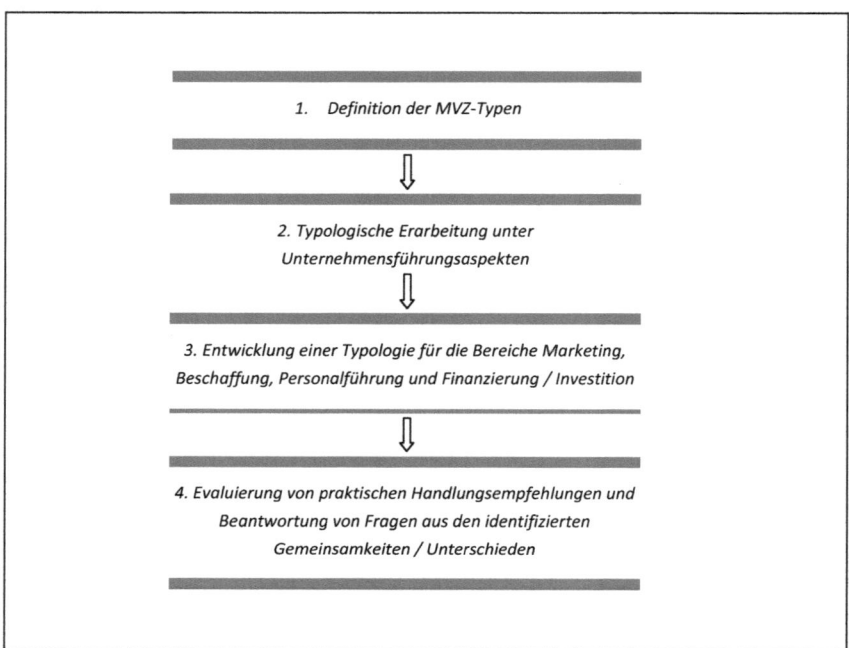

1. *Definition der MVZ-Typen*

⇓

2. *Typologische Erarbeitung unter Unternehmensführungsaspekten*

⇓

3. *Entwicklung einer Typologie für die Bereiche Marketing, Beschaffung, Personalführung und Finanzierung / Investition*

⇓

4. *Evaluierung von praktischen Handlungsempfehlungen und Beantwortung von Fragen aus den identifizierten Gemeinsamkeiten / Unterschieden*

Quelle: Eigene Darstellung

1.3 Relevanz des Projektes

Nach *Herder-Dorneich* beschäftigt sich Gesundheitsökonomie mit Gesundheit, und er betrachtet diese unter dem Aspekt der Knappheit.[13] Der Schwerpunkt der Gesundheitsökonomie liegt bei ihm vor allem auf dem optimalen Einsatz, der Verteilung und dem Konsum knapper Gesundheitsgüter, wobei die verschiedenen Teilziele Kosteneffizienz, Effektivität, Qualität und Gerechtigkeit zugleich realisiert werden sollen.[14] In der wissenschaftlichen Literatur ist der Begriff nicht einheitlich definiert, jedoch werden zwei zentrale Sichtweisen vertreten. Aus normativer Perspektive wird die monetäre Bewertung von Gesundheit, die lebensverlängernde Wirkungen impliziert, hinterfragt.

Dem entgegengesetzt wird aus positiver Sicht das tatsächliche Gesundheitsverhalten der Menschen unter dem Aspekt des Prinzips der Nutzenmaximierung als Grundlage für Verhaltensweisen der

---

[13] Vgl. Herder-Dorneich, P., (1980), S. 1, zit. nach: Distler, B., (2010), S. 30

[14] Dieses Konzept zeigt eine gewisse Verwandtschaft zum wirtschaftspolitischen „Magischen Viereck" auf, nach dem sich einzelne Stabilitätsziele bisher jedoch schwer gleichzeitig realisieren ließen: Weil sich Konflikte und Wechselwirkungen zwischen den Zielen entwickeln können, wirken sich entsprechende Maßnahmen zur Erreichung eines Ziels gegebenenfalls negativ auf die Realisierung anderer Ziele aus, zit. nach: Distler, B., (2010), S. 30-31

Individuen bei der Nachfrage nach Gesundheitsleistungen untersucht. Grundsätzlich existiert dabei ein positiver Zusammenhang zwischen Gesundheit und dem Konsum von Gesundheitsleistungen.[15]

Das Gesundheitswesen weist eine Reihe von Besonderheiten auf, vor allem weil die umfangreiche Gesetzgebung die Akteure in ihrem Handlungsradius erheblich einschränkt und zugleich eine spezielle Marktordnung für Gesundheitsdienstleistungen bereithält. Eben wegen der von anderen Sektoren der Volkswirtschaft abweichenden Restriktionen des Gesundheitswesens sind Fragestellungen aus der Gesundheitsökonomie gerechtfertigt.[16] Bei *Schulenburg* und *Greiner* wird beispielsweise thematisiert, wie bestimmte institutionelle Rahmenbedingungen das Verhalten von Anbietern und Nachfragern von Gesundheitsleistungen und Bürokraten beeinflussen. Dabei ist insbesondere die ungleiche Informationsverteilung zwischen unterschiedlichen Akteursgruppen, wie Versicherung, Versicherten und medizinischen Leistungserbringern zu berücksichtigen, die den Gesundheitsmarkt wesentlich prägt.[17]

---

[15] Vgl. Breyer, F. u.a. (2005), S. 12, sowie grundlegend für eine weitere genaue Darstellung zur Ökonomie des Gesundheitswesens, zit. nach: Distler, B., (2010), S. 31

[16] Vgl. Schulenburg, J.-M. von der, Greiner, W., (2000), S.3-4. Unterstrichen wird jedoch, dass die gleichen ökonomischen Gesetzmäßigkeiten wie in anderen Volkswirtschaften gelten; vgl. S. 10, zit. nach: Distler, B., (2010), S. 31

[17] Vgl. Schulenburg, J.-M. von der, Greiner, W., (2000), S. 4-5, zit. nach: Distler, B., (2010), S. 31

2 Forschungsstand

2.1 Vorhandene Forschungsergebnisse

Die bisher skizzierten Überlegungen bilden bereits die Grundlage von Untersuchungen, die einerseits prognostisch über die zukünftige Ausgestaltung des Gesundheitswesens Auskunft geben und andererseits auch anhand von Meinungsumfragen in der Bevölkerung normative Sichtweisen aufzeigen. Um den Untersuchungsschwerpunkt der Arbeit zu spezifizieren, wird daher ein Überblick über bereits durchgeführte Forschungsarbeiten mit thematischem Bezug gegeben. Dadurch lassen sich verschiedene Schwerpunkte in der wissenschaftlichen Auseinandersetzung mit Fragen aus dem Gesundheitswesen erkennen.

Die Krise des Gesundheitswesens ist nicht neu – und wurde daher angesichts drohender Ausweitung von zahlreichen Forschungsinstituten zügig aufgegriffen. Das Zentralinstitut für die kassenärztliche Versorgung in der Bundesrepublik Deutschland (Zi) betrieb Ende der 90er Jahre als pragmatischen Lösungsansatz eine Ausweitung der ambulanten Versorgung. Nachdem die Art der Problematik nicht einheitlicher Natur war, sondern als ökonomische, soziale oder auch kulturelle bezeichnet wurde,[18] wurden in einer Erhebung über die Versorgung im ambulanten Sektor, der EVaS-Studie (die als Fortsetzung von vorangegangenen Untersuchungen zu betrachten ist), vorwiegend auf Basis von Arzt-Patienten-Kontakten Fachgebiet, Praxisform und -ausstattung von ambulant tätigen Ärzten erfasst. Die Untersuchung war zu dem Zweck, den „innerärztlichen Kenntnisstand über die Morbiditätsrisiken in der Praxis nach Inhalt, Verteilung und Schweregrad zu verbessern"[19]. Die erhobenen Daten lieferten eine Reihe von weiteren Informationen, die aber für die Definition der Forschungslücke dieser Arbeit weniger von Bedeutung sind. Der lange beobachtete Trend der Direktkonsultation von Fachärzten setzt sich den Ergebnissen zufolge weiter fort, wobei Nebeneffekte zu berücksichtigen sind: Durch die daraus resultierende Unkenntnis des Hausarztes über diagnostische und behandelnde Maßnahmen des Facharztes ist der Hausarzt in seiner Leistungserbringung beeinträchtigt. Die Leistung des Facharztes ist zudem eher auf fachspezifische Situationen ausgerichtet, während der Hausarzt größere Einsicht in das Lebensbild des zu Behandelnden hat.[20] Angemerkt sei, dass eine derartige Untersuchung bis zu diesem Zeitpunkt erstmalig auf repräsentativer Grundlage stattfand.[21]

In einer Delphi-Studie über ambulante medizinische Kooperations- und Organisationsformen konnte aufgezeigt werden, dass vernetzte Praxen einer Vielzahl an Kriterien genügen müssen, um als

---

[18] Vgl. Schach, E. u.a. (1989), S. 7-8, zit. nach: Distler, B., (2010), S. 32

[19] Schach, E. (1989), S. 311, zit. nach: Distler, B., (2010), S. 32

[20] Vgl. Antonovsky, A., (1997), S. 24, zit. nach: Distler, B., (2010), S. 33

[21] Als Vorbild diente hierbei der National Ambulatory Medical Care Survey (NAMCS), der in den USA seit 1973 regelmäßig und seit 1989 jährlich wiederholt wird. Für weiterführende Informationen vergleiche man die Homepage des National Center of Health Statistics unter URL: http://www.cdc.gov/nchs/about/major/ahcd1.htm, (Stand: 09.02.2011), zit. nach: Distler, B., (2010), S. 33

Organisationsform bestehen zu können. Die Entwicklung brachte ein enttäuschendes Ergebnis, da die Erwartungen der Ärzte an Praxisnetze größtenteils unerfüllt blieben. So konnte sich die Hoffnung auf eine verbesserte Qualität in der Patientenversorgung und ökonomische Aspekte wie Einsparungsmotive nicht erfüllen. Zudem ist der Organisations- und Zeitaufwand, um den Aufbau eines Netzwerks voranzutreiben, maßgeblich unterschätzt worden. Als entscheidend für den Erfolg bzw. Mißerfolg bei vernetzten Praxen, so kristallisiert sich bei *Westebbe* heraus, erweisen sich interne und externe Faktoren. Während die Ärzte auf erstgenannte direkten Einfluss in Form von Gestaltung, Wissens- und Erfahrungswerten ausüben können, sind sie im System mit Gesetzen und Richtlinien zugleich auch diejenigen, die sich den Veränderungen fügen und diese akzeptieren müssen. Für die Zukunft sei es deshalb weiter unerlässlich, die Entwicklung nicht den Präferenzen der GKV und der Politik zu überlassen. Aus der Studie geht auch hervor, dass die grundsätzliche Bereitschaft, neue Versorgungsstrukturen anzunehmen, vorhanden ist.[22]

In einer Untersuchung über spezielle Erfolgsfaktoren freiberuflich tätiger Ärzte ergab sich einige Zeit später hinsichtlich ärztlicher Netzwerke ein ähnliches Fazit: Während sich ärztliche Kooperationen mit Kollegen deutlich positiv auf die berufliche Zufriedenheit auswirken, entsteht durch die Einbindung in ärztliche Netzwerke eher ein konträrer Effekt.[23]

Mit der Relevanz interärztlicher Zusammenarbeit beschäftigte sich *Burkowitz*.[24]

Spezialisierung und Ausdifferenzierung medizinischer Fachgebiete erfordern demnach ärztliche Kooperationsbeziehungen, da der Arzt auf diese bei der Patientenbehandlung angewiesen ist. In der Patientenstudie wurden die Effektivität interärztlicher Kooperation untersucht und Defizite in der Zusammenarbeit herausgearbeitet. Dabei wurde davon ausgegangen, dass ein Abhängigkeitsverhältnis zwischen Effektivität und Informationsgrad der beteiligten Ärzte besteht. Die Erhebung fokussiert die Beziehung zwischen Haus- und Fachärzten und konnte aufzeigen, dass sich – durch den Einsatz neuer Medien zur verstärkten Informationsvermittlung – die Arzt-Patienten-Beziehung „vom bilateralen Vertragsverhältnis zu einem multilateralen Kommunikationsverhältnis"[25] wandelt.

In einer anderen Studie, die das Verhalten der Patienten bei der Inanspruchnahme fachmedizinischer Dienstleistungen untersucht, wird den Ergebnissen zufolge vom überwiegenden Teil der Bevölkerung (88%) bei einer Erkrankung, die der Hausarzt nicht behandeln kann, der niedergelassene Facharzt konsultiert, während der Rest ein Krankenhaus aufsucht.

---

[22] Vgl. Westebbe, P., (1999), S. 106-108, zit. nach: Distler, B., (2010), S. 34

[23] Vgl. Ackermann, D. u.a., (2004), S. 18, zit. nach: Distler, B., (2010), S. 34

[24] Vgl. Burkowitz, J., (1999), S. 1, zit. nach: Distler, B., (2010), S. 34

[25] Burkowitz, J., (1999), S. 74, zit. nach: Distler, B., (2010), S. 34

Aus der Untersuchung geht auch hervor, dass die Patienten bisher eine flächendeckende Versorgung durch niedergelassene Ärzte tendenziell bevorzugen.[26]

Im Jahr der Einführung des GMG wurden 100 niedergelassene Ärzte zur Einschätzung der neuen Versorgungsform befragt. Dabei ergaben sich unterschiedliche Auffassungen über die Attraktivität von MVZs. Zu diesem Zeitpunkt hält sie nur ein Drittel der Befragten für die eigene Praxis interessant, während der überwiegende Teil dem tendenziell ablehnend gegenüber steht. Die Mehrheit ist jedoch der Auffassung, dass MVZs wichtige Vorteile bieten, indem sie z.b. die innerärztliche Kooperation verbessern und für den Patienten höhere Anreize als Einzelpraxen bieten können. Zwei Drittel der Befragten gehen aber davon aus, dass MVZs die freie fachärztliche Niederlassung tendenziell verhindern.[27] Die Gründung der Einrichtungen war mit einer Reihe von Neuheiten verbunden. Im MVZ-Survey 2005 der KBV wurden die Erfahrungen der ersten Generation mit der neuen Versorgungsform zusammengefasst. Hierbei wurden die Ausgestaltung des MVZs, Inanspruchnahme von Beratungsleistungen sowie die Wahl der Marketingstrategien untersucht.[28]

Die ersten Auswirkungen der Gründung von MVZs auf die freiberufliche ärztliche Tätigkeit stellen *Merz* und *Oberlander* vor. In der Studie des Instituts für Freie Berufe (IFB) wurden die bisherigen Erfahrungswerte der MVZs in der ambulanten Versorgung bis zum zweiten Quartal 2005 empirisch untersucht und Fakten hinsichtlich Entwicklung, Gründungsformen und Fachbereichen umfassend dargestellt.[29] Die langfristigen Auswirkungen der Einführung von MVZs dürften darüber hinaus für diese Dissertation als interessant zu beurteilen sein.

Die Frage, ob durch den Aufbau neuer Versorgungsstrukturen die Ineffizienzen in der GKV beseitigt werden können und zugleich eine Effizienzsteigerung durch MVZs und Integrationsversorgung erzielt werden kann, wird bei *Baumann* thematisiert. Im Rahmen einer institutionenökonomischen Untersuchung werden zuerst organisatorische Mängel in der GKV und anschließend der Beitrag der MVZs zur Effizienz im Gesundheitswesen aufgezeigt: Als zentrales Ergebnis zeigt sich hier, dass vor allem große, interdisziplinäre und intersektoral organisierte Zentren Defizite in der Versorgung partiell beheben können und einen Mehrwert für die Patienten darstellen.[30]

Aufschlussreiche Ergebnisse liefert die Befragung des IFB über Reaktionen der bayerischen Zahnärzte zu den veränderten Rahmenbedingungen (2007).[31] Demnach bleibt die freiberufliche Selbständigkeit gerade durch die Einzelpraxis attraktiv. Da diese Organisationsform also zentralen Stellenwert besitzt, widerspricht das Ergebnis empirisch, zumindest im zahnärztlichen Versorgungsbereich, der häufigen

---

[26] Vgl. KBV, 82003), S. 1-2; anzugeben ist hier, dass hinsichtlich der Repräsentanz der Studie die Größe und Beschaffenheit der Stichprobe unklar bleibt, zit. nach: Distler, B., (2010), S. 34

[27] Vgl. BKK Landesverband Ost, (2004), zit. nach: Distler, B., (2010), S. 35

[28] Vgl. Armbruster, S. u.a., (2006), S. 5, zit. nach: Distler, B., (2010), S. 35

[29] Vgl. grundlegend Merz, B., Oberlander, W., (2006), zit. nach: Distler, B., (2010), S. 35

[30] Vgl. grundlegend Baumann, M., (2006), hier S. 255-257, zit. nach: Distler, B., (2010), S. 35-36

[31] Vgl. Knüpper, J., (2007), S. 22; insgesamt nahmen 2331 (22,5%) aller bayerischen Zahnärzte an dieser Befragung teil, zit. nach: Distler, B., (2010), S. 36

Annahme eines Auslaufmodells. Während vor allem die jüngere Generation grundsätzlich eine erhöhte Kooperationsbereitschaft mit anderen Kollegen aufweist, zieht diese Gruppe auch die zukünftige Anstellung von Kollegen in Erwägung. Auch geschlechtsspezifische Unterschiede werden deutlich: Ein Drittel der weiblichen Befragten zieht hierbei eher Teilzeitstellen vor; bei den Zahnärzten werden überwiegend Vollzeitstellen angestrebt. Obwohl knapp 60 % der unter 30-Jährigen grundsätzlich zu einem Anstellungsverhältnis bereit sind, bietet das MVZ aus ihrer Sicht keine geeignete Alternative. Andererseits stehen ungefähr doppelt so viele Frauen wie Männer einer abhängigen Beschäftigung in einem MVZ aufgeschlossen gegenüber, doch sind auch die weiblichen Befragten annähernd doppelt so oft bei der Beantwortung dieser Frage (noch) unsicher. Jüngere sind häufig zugänglicher für die Mitarbeit in einem MVZ. Aus der Untersuchung geht auch hervor, dass MVZs als direkte Konkurrenten zu Praxen empfunden werden. Überwiegend kritisch beurteilt und angezweifelt wird zudem der Erhalt der Weisungsgebundenheit der Berufsträger bei der Patientenbehandlung innerhalb dieses veränderten organisatorischen Kontextes.[32]

Mit zukünftigen Strukturen der Gesundheitsversorgung beschäftigt sich *Rychlik*. In einer repräsentativen Bevölkerungsbefragung konnte aufgezeigt werden, welche Vorstellungen und Erwartungen an das Tätigkeitsprofil des Arztes vor dem Hintergrund demografischer, gesellschaftlicher und technologischer Entwicklungen gestellt werden. Aus Sicht der Bevölkerung wurden hier Erfahrungen in der ärztlichen Versorgung und Wünsche für die Zukunft eruiert. Insgesamt wurden die Erwartungen überwiegend erfüllt; zwar zeigen sich knapp 83 % der Befragten mit dem behandelnden Arzt zufrieden, jedoch wird zum Großteil die mangelnde Zeit der Ärzte beklagt. Fast 80% der Befragten halten ärztliche Schulungen im Umgang mit Patienten für dringend erforderlich. Die Idee eines zukünftigen staatlichen Gesundheitssystems mit angestellten Ärzten lehnt über die Hälfte der Befragten ab. Größtenteils wird angenommen, dass ein ausreichende Versorgung durch Ärzte sichergestellt und ein Ärztemangel nicht absehbar ist.[33]

Daneben existieren weitere Untersuchungen über die zukünftige Gestalt des Gesundheitswesens. Häufig wird dabei eine ökonomische Sichtweise eingenommen. Herausragend in diesem Zusammenhang ist die Studie von *Böhlke*, *Söhnle* und *Viering*, in der verschiedene Thesen das Szenario der Gesundheitsversorgung 2020 dokumentieren. Zentrale Aussagen sind hier, dass entbürokratisiert, mit einer größeren Einbindung des Marktes statt staatlicher Mittel und der Integration als Regelversorgung agiert werden wird. Ein Viertel der heute bestehenden Krankenhäuser würde dann nicht mehr existieren, stattdessen werden sich private Gesundheitszentren etabliert haben.[34] Der ärztliche Stellenabbau in der Krankenhausversorgung ist in der Tat schon seit geraumer Zeit aktuell.[35] Zudem wird angenommen, dass die sektoralen Gräben zwischen ambulanter und stationärer Versorgung verschwunden sind. Zur gleichen Zeit bestätigt sich, dass deutsche

---

[32] Vgl. Knüpper, J., (2007), S. 24, zit. nach: Distler, B., (2010), S. 36-37

[33] Vgl. Rychlik, R., (2007), S. 3 und Carlin, M., (2007), S. 24, zit. nach: Distler, B., (2010), S. 37

[34] Vgl. Böhlke, R., u.a., (2005), zit. nach: Distler, B., (2010), S. 37

[35] Vgl. Cobbers, B., Schölkopf, M., (2006), S. 25, zit. nach: Distler, B., (2010), S. 37-38

Krankenhäuser eine Versorgungsqualität gewährleisten[36] – dies unterstreicht in gewisser Weise wiederum ihren Stellenwert.[37] Auch bei *Heigl* werden prognostisch Strukturen des Gesundheitsmarktes im Jahr 2013 aufgezeigt. Hier werden ähnliche denkbare Szenarien diskutiert, die sich weitestgehend aus den individuellen Präferenzen und regulativen Elementen ergeben.[38]

Die Vielzahl und Präsenz an Untersuchungen, bei denen unterschiedliche Forschungssichtweisen eingenommen werden, verdeutlicht den hohen Stellenwert zur Ausgestaltung der zukünftigen medizinischen Versorgung. Hier handelt es sich auch um evokative Ansätze, bei denen Einstellungen und Erwartungen der Patienten berücksichtigt und analysiert werden, die den Weg zu einer optimalen Gesundheitsversorgung und –vorsorge vorbereiten können.[39]

Die Einbindung von Informationen über den Behandlungsprozess wird häufig als bedeutendes Untersuchungspotenzial betrachtet. Andererseits werden aktuelle Entwicklungen skizziert, indem die Anbieter der Leistungen im Gesundheitswesen, die medizinischen Akteure, aktiv einbezogen werden. In der Studie zu Ansichten der bayerischen Zahnärzte kristallisierte sich zudem heraus, dass sich Einstellungen oftmals nicht durch eindeutige Meinungsbildung manifestieren lassen. Ursachen hierfür dürften möglicherweise, neben der individuell unterschiedlich ausgeprägten Interessenbereitschaft, mitunter in der Vielzahl an Neuerungen liegen; in deren Informationskanälen werden die verschiedenen Möglichkeiten der Berufsausübung möglicherweise nicht klar erfasst oder eventuell auch von vornherein als unattraktiv empfunden, da Konzeptionalisierung und Ausführung nicht ausreichend offengelegt werden.[40]

Die Untersuchungen dienen nicht zuletzt der Eruierung bestimmter Verhaltensweisen, z.B. mit welcher Bereitschaft die Leistungserbringer Veränderungen mittragen.[41]

---

[36] Vgl. Veit, C., (2007), S. 8

[37] Vgl. Distler, B., (2010), S. 38

[38] Vgl. Heigl, A., (2003), Veit, C., (2007), S. 8, zit. nach: Distler, B., (2010), S. 38

[39] Vgl. Wendt, C., Wolf, C., (2006), S. 25, zit. nach: Distler, B., (2010), S. 38

[40] Vgl. Distler, B., (2010), S. 38-39

[41] Vgl. Distler, B., (2010), S. 39

2.2 Resultierende Forschungslücke

MVZs lassen sich abhängig von der Art der ärztlichen Berufsausübung in verschiedene Grundtypen unterteilen. Bei den folgenden Gestaltungsvarianten wird nach bisherigem Berufs- und Vertragsarztrecht Konsens angenommen.[42]

Ein MVZ, in dem Leistungen ausschließlich von Vertragsärzten erbracht werden, wird als Freiberufler- oder Vertragsärzte-MVZ bezeichnet. Die Ärzte sind hierbei anders als angestellte Ärzte selbständig tätig.[43] Ein solches Zentrum als Freiberuflersozietät kann nach Literaturmeinung nur als BGB- oder Partnergesellschaft und nicht etwa in der Rechtsform der GmbH betrieben werden, weil damit der Vertragsarztstatus unberührt bleibt.[44] Vertragsärzte-MVZs gehen häufig aus einzelnen Praxen oder Gemeinschaftspraxen bzw. Partnerschaftsgesellschaften hervor. Mit der kooperativen Geschäftsführung durch die Fachärzte der Gesellschaft ist das Kriterium der ärztlichen Leitung erfüllt. Erwähnt sei, dass vertragsrechtliche Unklarheit bisher bei der Konstruktion eines MVZs als Managementgesellschaft mit freiberuflichen Vertragsärzten bzw. Vertragspsychotherapeuten vorhanden ist. In dieser Gesellschaft werden vertragsärztliche Leistungen angeboten, die durch Verträge mit Vertragsärzten als Subunternehmer realisiert werden. Der Behandlungsvertrag mit den Patienten kommt nicht durch angestellte Ärzte, sondern nur durch die vertragliche Verpflichtung der freiberuflich tätigen Vertragspartner zustande.[45]

Als einzelner Träger oder als Trägergesellschaft (von einem oder mehreren Leistungserbringern i. S. v. § 95 Abs. 1 SGB V gegründete Gesellschaft) übernimmt das Angestellten-MVZ die vertragsärztliche Versorgung nur durch angestellte Ärzte.[46] Als unzulässig gilt hiernach die Übernahme der medizinischen Versorgung durch die Gründer der Trägergesellschaft.[47] Strittig war lange Zeit, ob die angestellten Ärzte, wenn sie ehemals als Vertragsärzte ihre Zulassung dem MVZ übertragen haben, als Gründer wegen ihres fehlenden Vertragsarztstatus in Betracht kommen können; mittlerweile gilt dies als zulässig. Die Gesellschafter des MVZs verfügen in dieser Variante über keine Weisungsbefugnisse gegenüber den angestellten Ärzten. Zudem muss aber der Forderung nach der ärztlichen Leitung und fachübergreifenden vertragsärztlichen Versorgung entsprochen werden.[48] Häufig werden Zentren, die an eine Klinik oder ein Krankenhaus angegliedert sind, als reine Angestellten-MVZs organisiert.[49]

---

[42] Vgl. Bedei, B., (2005), S. 37, zit. nach: Distler, B., (2010), S. 177

[43] Vgl. Behnsen, E., (2004), S. 698, zit. nach: Distler, B., (2010), S. 177

[44] Vgl. Michels, R., Ketteler-Eising, T., (2007), S. 30 und KBV, (2006), S. 4, zit. nach: Distler, B., (2010), S. 177

[45] Vgl. Bundespsychotherapeutenkammer (o.J.), zit. nach: Distler, B., (2010), S. 177

[46] Vgl. BAZ Management und Beratung AG (o.J.), zit. nach: Distler, B., (2010), S. 178

[47] Vgl. Bedei, B., (2005), S. 39, zit. nach: Distler, B., (2010), S. 178

[48] Vgl. Bedei, B., (2005), S. 39, ebenda, zit. nach: Distler, B., (2010), S. 178

[49] Vgl. Distler, B., (2010), S. 178

Eine detaillierte Analyse der MVZs in Deutschland nach typologischen Gesichtspunkten ist durch die geschilderten Studien und die wissenschaftliche Literatur noch nicht durchgeführt worden. Diese Aporie soll die Grundlage für die Dissertation bilden und die theoretische Argumentationsbasis für die Entwicklung einer MVZ-Typologie unter Unternehmensführungsaspekten legen. Durch die Entwicklung von Typologien ordnet sich dieser Forschungsansatz im Rahmen der Unternehmensführung einer integrativen Perspektive zwischen Objektivismus und Subjektivismus zu.[50]

Zwischen den Gegensätzen einer objektiven, tatsächlichen und realen sowie der Annahme einer nur individuell geprägten, da subjektiv produzierten Umwelt wird damit eine Zwischenposition eingenommen.

Auf der Grundlage dieser gefilterten Realität steht im Vordergrund, etwaige erkennbare, häufig vorkommende Gemeinsamkeiten und/oder Verhaltensmuster der MVZ-Typen, welche mit höherer Wahrscheinlichkeit als förderlich einzustufen sind, zu identifizieren.[51]

Sich so ergebende Typen können für Denkmodelle genutzt werden, um die Komplexität des Handlungsspielraumes zu reduzieren. Gleichzeitig bieten sie Orientierungen im Rahmen der zu treffenden Entscheidungen.[52]

Diese zu erkennenden Muster werden dabei nicht als streng deterministisch verstanden. Sie werden zum einen durch unterschiedliche Situationen, insbesondere externer Umwelten, beeinflusst. Zum anderen erfolgt die Typenbildung aufgrund eigener Erfahrung, interner Umwelten und häufig unbewusst. Sie können genutzt werden, um – je nach Situation – ein geeignetes Unternehmensführungsverhalten zu generieren.

Durch die Entwicklung von Typologien kann zwar die einzige klare, eindeutige und standardisierte Empfehlung nicht entwickelt werden, jedoch können Muster förderlicher Verhaltensweisen, welche Unternehmensentscheidungen also je nach MVZ-Typ jeweils zu bevorzugen sind, zumindest

---

[50] Subjektivismus und Objektivismus bilden die gegensätzlichen Forschungsansätze nach Burrell, Morgan, (1979). Sie unterscheiden sich jeweils nach den unterstellten Prämissen der Ontologie, der Epistemologie, des Menschenbilds und den verwendeten Forschungsmethoden. Der subjektive Ansatz sieht die Realität als Projektion menschlicher Vorstellung. Der Mensch ist ein bewusstes Wesen. Von Interesse sind aus diesem Grund Prozesse, durch welche Menschen die Beziehung zur Umwelt konkretisieren. Im Objektivismus ist dagegen die Realität als konkrete Struktur gegeben, auf die der Mensch reagiert. Im Interesse steht daher, Kenntnisse über die Umwelt und ihre Gesetzmäßigkeiten zu erlangen. Vgl. Burrell, Morgan, (1979); Morgan, Smircich, (1980),. Eine Integration beider Elemente in verfolgte Forschungsansätze wird von Scherer, (1995), abgelehnt; andere halten diese nicht nur für möglich, sondern auch für sinnvoll. Vgl. bspw. Mintzberg, (1990), zit. nach: Zöllner, C., (2007), S. 282-283

[51] Nach Freedman, (1992), sind derartige regelmäßige Muster oder typische Verhaltensweisen zu erwarten. Solche zu erkennen, kann dabei im Hinblick auf die eigenen Entscheidungen hilfreich sein, zit. nach: Zöllner, C., (2007), S. 283

[52] Diese Reduktion von Komplexität durch Typologien entsteht nicht nur in der Wissenschaft, sondern kann auch im Rahmen des Alltagslebens beobachtet werden. So beeinflusst das Wissen um bestimmte Typen nicht nur die Handlungen und Entscheidungen von Menschen. Sie werden als notwendige Strategie angesehen, sich mit der Umwelt auseinanderzusetzen, da es nicht möglich sei, alle Situationen als einzigartig zu betrachten, vgl. Kluge, (1999), S. 13, zit. nach: Zöllner, C., (2007), S. 283-284

Orientierung und damit eine Reduktion von Komplexität liefern. Die Zielsetzung der Typenbildung geht über eine reine strukturgebende Ordnung der heterogenen Gruppe der MVZs hinaus.[53]

Die jeweiligen Merkmale werden aufgrund einer Analyse der theoretischen und empirischen Literatur identifiziert. Damit wird implizit ein Sinnzusammenhang hinter den aufgezeigten Korrelationen zwischen den einzelnen MVZ-Mechanismen und den MVZ-Typen mit den jeweiligen Merkmalen unterstellt. Im Vordergrund steht damit eine heuristische Funktion der Typenbildung, welche inhaltliche Sinnzusammenhänge verdeutlicht und so eine Basis für weitere empirische und theoretische Forschung legt.[54]

Die MVZs in Deutschland werden typisiert nach den Unternehmensführungskategorien Marketing, Beschaffung, Personalführung und Finanzierung / Investition.

Im Rahmen der Typologieentwicklung werden die einzelnen Merkmale der MVZs genau untersucht, um Unterschiede, bspw. bezüglich der geeigneten Rechtsform, herauszufiltern. Die sich auf diesem Wege herauskristallisierende Typologie soll einen Erkenntnis- und Theoriebeitrag zur Unternehmensführung im jeweiligen MVZ-Typ liefern. Der Praxisbezug entsteht durch die Anwendung der Erkenntnisse aus der Typologie auf konkrete Unternehmensführungsentscheidungen und der Theoriebeitrag aus der zu Grunde zu legenden Typologie, zudem sollen die Informationen aus der Untersuchung Fragen, wie beispielsweise nach der Zukunftsfähigkeit des Modells MVZ in Deutschland beantworten und systemtheoretische Aspekte betrachtet werden.

Für die MVZs ergeben sich praxisrelevante Empfehlungen für die Gestaltung und Verbesserung ihrer Unternehmensführung und es entsteht ein theoretisches Fundament als Grundlage für weitere Forschung.

---

[53] Vgl. Zöllner, C., (2007), S. 284

[54] Zu den unterschiedlichen Zielsetzungen der Typenbildung vgl. ausführlich Kluge, (1999), S. 43 ff., zit. nach: Zöllner, C., (2007), S. 284

3 Fragestellung und Zielsetzung

3.1 Fragestellung

Die ärztliche Tätigkeit gewinnt neben ihrer grundsätzlich medizinischen Relevanz für die Bevölkerung besondere Bedeutung bei der Erforschung über das Wesen und die Entwicklung der Freiberuflichkeit des Berufs, dessen gesellschaftliche Sonderstellung von der allgemeinen Verpflichtung der Angehörigen Freier Berufe auf das Allgemeinwohl herrührt. Vor dem Hintergrund aktueller Entwicklungen besitzt die wissenschaftliche Auseinandersetzung mit der Entwicklung der MVZs im bisher von Freiberuflern geprägten Gesundheitswesen politische, praktische und theoretische Relevanz. Durch eine Verschränkung bisheriger ordnungspolitischer Prinzipien entwickelt sich seit einiger Zeit zunehmend ein System, in dem die praktisch tätigen Ärzte sowohl als „Einzelkämpfer" als auch in Form von Zusammenschlüssen unterschiedlichster Konstellationen mit anderen Kollegen tätig sein können. Dabei geht mit dem strukturellen Wandel des Gesundheitswesens auch eine ordnungspolitische Veränderung einher. Dass die an der vertragsärztlichen Versorgung zugelassenen MVZs seit der Gesundheitsreform 2004 weiter an gesundheitspolitischer Bedeutung gewonnen haben, zeigt sich an der Gründung von insgesamt 1503 solcher Einrichtungen bis Anfang 2010, in denen durchschnittlich 5 Ärzte tätig waren.[55]

Nach Datenerhebungen der KBV zählt Bayern mit wachsendem Abstand nach wie vor neben Berlin und Niedersachsen zu den Regionen, in denen bisher am häufigsten MVZ-Niederlassungen aufgebaut wurden.

In der Dissertation soll vorrangig untersucht werden, welche Instrumente für die Unternehmensführung von MVZs verbessert werden können, insbesondere welche Strukturen MVZ-spezifische Gemeinsamkeiten und Unterschiede aufweisen.

Daher lässt sich der Forschungsfokus auf drei zentrale Perspektiven spezifizieren:

- Einzelwirtschaftliche Perspektive: Welche Auswirkungen ergeben sich aus den Unterschieden der einzelnen MVZ-Typen für die Unternehmensführung?
- Intraorganisatorische Perspektive: Welche speziellen Veränderungen können sich für den ärztlichen Unternehmer innerhalb der Organisationsform MVZ mit seiner speziellen typologischen Ausprägung ergeben? Welche Konsequenzen hat das Versorgungskonzept MVZ für die ärztliche Berufsausübung und das ärztliche Umfeld?

---

[55] Der aktuelle Entwicklungsstand der MVZs wird von der Kassenärztlichen Bundesvereinigung (KBV) quartalsweise unter URL: http://www.kbv.de/koop/8791.html veröffentlicht, vgl. Distler, B., (2010), S. 6-7

- Gesundheitsökonomische Perspektive: Welchen Stellenwert könnten MVZs bei der Entwicklung des medizinischen Versorgungsangebots zukünftig übernehmen und welche Auswirkungen sind damit als Teil des strukturellen Wandels im Gesundheitswesen verbunden?[56]

3.2 Zielsetzung

Ein erstes Ziel der Arbeit ist, durch die kritische Betrachtung bestimmter Einflussfaktoren Antwort auf die übergeordnete Forschungsfrage zu finden, welche Bedeutung dem medizinischen Konzept der MVZs in der vertragsärztlichen Versorgung zukommen und welche Effekte die Entwicklung einer MVZ-Typologie auf die Unternehmensführung im MVZ haben könnte.

Hierbei darf angenommen werden, dass die Entwicklung der Sektorentrennung die zukünftige Rolle der MVZs beeinflussen und sich die noch vorherrschende Gliederung in eine ambulante einzelärztliche Versorgungsstruktur stark verändern wird. Auch stellt sich diesbezüglich die Frage, ob der bedeutende Rückgang der ambulanten Einzelpraxen in Deutschland durch die Substitution mit MVZs ausgeglichen werden kann. Setzt sich das medizinische Versorgungsangebot zukünftig ausschließlich aus ärztlichen Kooperationsformen wie MVZs zusammen und lassen sich Tendenzen zur Entwicklung bestimmter typologischer Formen mit eigenen Gesetzmäßigkeiten erkennen?[57]

Im Zentrum der Dissertation steht die detaillierte Analyse vorliegender wissenschaftlicher Forschungsergebnisse über die Wirkungsweisen interner Unternehmensführungsmechanismen. Dabei werden die Bereiche Marketing, Beschaffung, Personalführung und Finanzierung / Investition betrachtet.[58]

Als Bewertungskriterien werden zum einen die theoretischen Argumentationen über die Wirkungsweise von Unternehmensführungsmechanismen herangezogen. Zum anderen werden vorliegende empirische Studien, welche Informationen über die verschiedenen MVZ-Typen liefern, analysiert, um zu klären, ob und inwieweit im Hinblick auf die Unternehmensführung von zumindest teilweise vorliegender empirischer Evidenz ausgegangen werden kann. Diese beiden Elemente bestimmen die Identifikation förderlicher Mechanismen.[59]

Im Hinblick auf die damit verfolgten Zielsetzungen, Handlungsempfehlungen für die MVZ-Typen zu entwickeln, ergeben sich drei weitere Analysekriterien: Erstens sollten die theoretischen und empirischen Empfehlungen der Literatur möglichst generalisierbar und somit auf alle MVZs anwendbar sein. Zweitens ist es für externe Stakeholder notwendig, die Umsetzung und den Umsetzungsgrad des identifizierten Mechanismus von außen erkennen zu können und drittens soll ein theoretisches Fundament für weitere wissenschaftliche Forschung auf diesem Gebiet gelegt werden.[60]

---

[56] Vgl. Distler, B., (2010), S. 7-8

[57] Vgl. Distler, B., (2010), S. 8

[58] Vgl. Zöllner, C., (2007), S. 6

[59] Vgl. Zöllner, C., (2007), S. 6, ebenda

[60] Vgl. Zöllner, C., (2007), S. 6

Ziel ist es, eine Grundlage für diese drei Intentionen zu legen. Bei fehlender externer Erkennbarkeit kann jedoch den Anforderungen der externen Zielgruppe nicht entsprochen werden. Einschränkungen im Hinblick auf eine möglichst hohe Allgemeingültigkeit verkleinern die Zielgruppe der MVZs.

Sollten diese Einschränkungen jedoch aufgrund spezifischer Merkmale der MVZs erfolgen und diese Merkmale aufgrund mehrfacher Relevanz Muster aufweisen, ist es möglich, eine MVZ-Typologie zu entwickeln.[61]

Welcher Stellenwert ökonomischen Fragestellungen in der ärztlichen Berufsausübung zukommt, inwieweit sich medizinische Berufsfelder erweitern und ausdifferenzieren und welche Effekte damit verbunden sind, sind weitere Aspekte, die im Rahmen des Untersuchungskontextes erörtert werden.[62]

---

[61] Vgl. Zöllner, C., (2007), S. 6, ebenda
[62] Vgl. Distler, B., (2010), S. 8

3.3 Arbeitshypothesen / Gang der Untersuchung

Abb. 3 Gang der Untersuchung

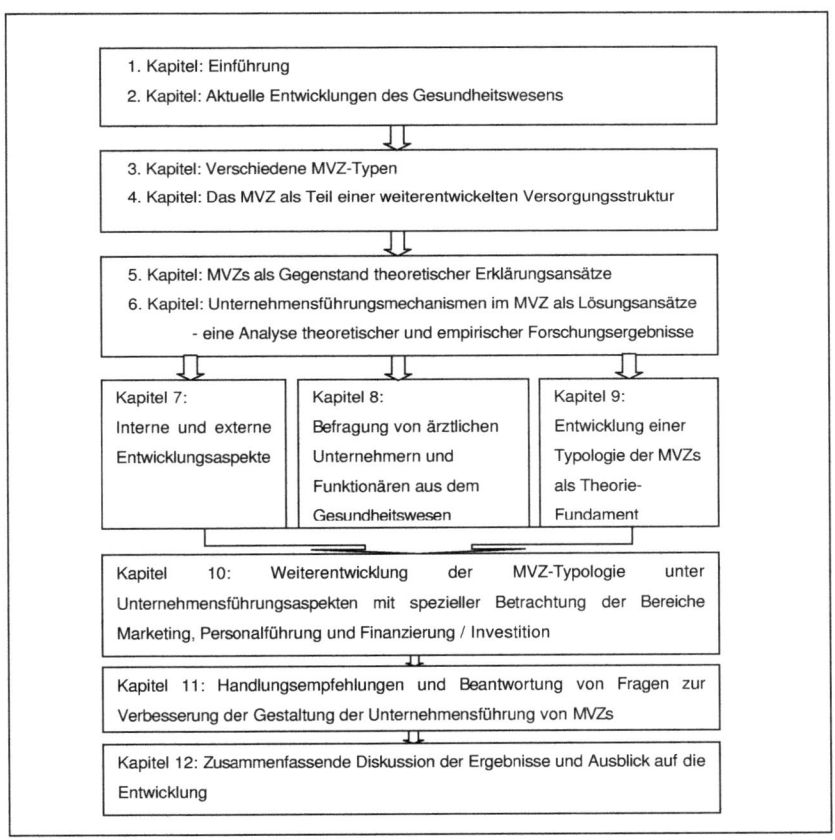

1. Kapitel: Einführung
2. Kapitel: Aktuelle Entwicklungen des Gesundheitswesens

3. Kapitel: Verschiedene MVZ-Typen
4. Kapitel: Das MVZ als Teil einer weiterentwickelten Versorgungsstruktur

5. Kapitel: MVZs als Gegenstand theoretischer Erklärungsansätze
6. Kapitel: Unternehmensführungsmechanismen im MVZ als Lösungsansätze
   - eine Analyse theoretischer und empirischer Forschungsergebnisse

Kapitel 7:	Kapitel 8:	Kapitel 9:
Interne und externe Entwicklungsaspekte	Befragung von ärztlichen Unternehmern und Funktionären aus dem Gesundheitswesen	Entwicklung einer Typologie der MVZs als Theorie-Fundament

Kapitel 10: Weiterentwicklung der MVZ-Typologie unter Unternehmensführungsaspekten mit spezieller Betrachtung der Bereiche Marketing, Personalführung und Finanzierung / Investition

Kapitel 11: Handlungsempfehlungen und Beantwortung von Fragen zur Verbesserung der Gestaltung der Unternehmensführung von MVZs

Kapitel 12: Zusammenfassende Diskussion der Ergebnisse und Ausblick auf die Entwicklung

Quelle: Eigene Darstellung

Mit der thematischen Einführung in Kapitel 1 der Dissertation werden die Fragestellung und die Ziele der Arbeit sowie der Gang der Untersuchung erläutert. In Kapitel 2 werden die aktuellen Ausgangsbedingungen für die ärztliche Versorgung erläutert und jüngere Untersuchungen zu kooperativen Versorgungskonzepten und Organisationsformen wie MVZs zusammengetragen.

Kapitel 3 legt die Forschungsgrundlage durch die Identifizierung der verschiedenen MVZ-Typen.

Dabei werden die unterschiedlichen Typen definiert, und es wird auf Unterschiede und Gemeinsamkeiten sowie rechtliche Aspekte eingegangen.

Die theoretischen Grundlagen der MVZs als Kooperationskonzepte im ärztlichen Wirkungsfeld stellen den Themenhintergrund des 4. Kapitels dar.

Anschließend erfolgt in Kapitel 5 ein detaillierter Überblick über die MVZs als Gegenstand theoretischer Erklärungsansätze.

Nach Erörterung und Bestimmung der Ausgangssituation fokussiert Kapitel 6 die Unternehmensführungsmechanismen im MVZ, und es werden die theoretischen und empirischen Forschungsergebnisse analysiert.

Kapitel 7-9 bilden den praktischen Teil der Dissertation.

In Kapitel 7 werden interne und externe Entwicklungsaspekte im Zusammenhang mit dem Deutschen Gesundheitssystem betrachtet und in Kapitel 8 werden die bisher gewonnenen Erkenntnisse durch eine Expertenbefragung von ärztlichen Unternehmern und Funktionären des Gesundheitswesens empirisch validiert. Die Entwicklung der Typologie erfolgt in Kapitel 9 und Kapitel 10, wobei in Kapitel 9 zunächst eine grundlegende Typologie der MVZs in Deutschland entwickelt wird und anschließend in Kapitel 10 die Typologie unter Unternehmensführungsaspekten auf die Bereiche Marketing, Personalführung und Finanzierung / Investition verfeinert wird.

In Kapitel 11 werden aus der Typologie Handlungsempfehlungen für eine Verbesserung der Gestaltung der Unternehmensführung in MVZs extrahiert, wobei auf themenrelevante Fragen eingegangen wird. Kapitel 12 bildet die zusammenfassende Diskussion der Ergebnisse und den Ausblick auf die Entwicklung.

Folgende Arbeitshypothesen werden im Zusammenhang mit der Dissertation geprüft:

1.) Es gibt Unterschiede bei den MVZs in Deutschland bezüglich ihres Typs, also Freiberufler- / Krankenhaus- / Konzern-MVZ, beispielsweise bei der Wahl der Rechtsform und anderen Faktoren.

2.) Es gibt bestimmte Unternehmensführungsmechanismen in den MVZs und sie haben bestimmte Gemeinsamkeiten bzw. Unterschiede in Abhängigkeit vom jeweiligen MVZ-Grundtyp, dem sie angehören.

3.) Es lassen sich durch die Entwicklung einer genauen Typologie Handlungsempfehlungen für die Unternehmensführung in MVZs in bestimmten Bereichen herausarbeiten.

4.) Durch Entwicklung einer MVZ-Typologie lässt sich ein Theoriefundament für weiterführende Forschung auf diesem Gebiet legen.

5.) Die entstehende Typologie lässt sich auf die Unternehmensbereiche Marketing, Beschaffungswesen, Personalführung und Finanzierung unter der Unternehmensführungsperspektive verfeinern und es können praxisrelevante und theoretische Aussagen daraus abgeleitet werden.

6.) Das MVZ ist ein zukunftsfähiges Modell im deutschen Gesundheitssystem.

7.) Durch die Anwendung der Typologie können systemtheoretische Aussagen, bzw. über Kopplungseffekte im MVZ und im deutschen Gesundheitssystem beantwortet werden.

4 Forschungsdesign

4.1 Forschungsumfeld

Aufgrund seiner Arbeit im Controlling-Bereich der MVZ Ärztepartnerschaft Dr. med. Alfred Renger, Dr. med. Hans-Joachim Becker ist es Ziel des Promovenden, Verbesserungen im Bereich der Unternehmensführung zu erarbeiten. Die projektgebende Organisation ist die Ärztepartnerschaft MVZ Dr. med. Alfred Renger, Dr. med. Hans-Joachim Becker.

Die neue Konstruktion des MVZs im deutschen Gesundheitssystem ist nach Ansicht des Promovenden ebenfalls ein geeigneter Forschungsgegenstand, da sie sich erst noch beweisen muss. In diesem Bereich soll Forschung in Form von Analysen und gezielten Experten-Interviews geleistet und damit ein wissenschaftlicher Beitrag erwirkt werden.

Der Promovend arbeitet während seiner Forschung direkt im Unternehmen MVZ Ärztepartnerschaft Dr. med. Alfred Renger, Dr. med. Hans-Joachim Becker.

Von hier aus wird er sich mit dem MVZ-Konzept im deutschen Gesundheitssystem befassen und eine MVZ-Typologie mit besonderem Fokus auf der Unternehmensführung in den Bereichen Marketing, Beschaffung, Personalführung und Finanzierung / Investition entwickeln, um für die Unternehmensführung Handlungsempfehlungen zu extrahieren und Fragen zu beantworten.

Es wird mit der MVZ-Typologie ein Fundament für weitere Forschung gelegt.

Im Unternehmen wird die Dissertation des Promovenden von Prof. Dr. med. Robert-Matthias Görig wissenschaftlich betreut.

4.2 Operationalisierung des Forschungsziels

Um eine MVZ-Typologie unter Unternehmensführungsaspekten zu erstellen ist es wichtig die Situation des neuen MVZ-Konzepts im deutschen Gesundheitssystem zu analysieren. Hierfür soll die theoretische und empirische Literatur untersucht werden. Der Bezug zur Praxis im MVZ soll durch gezielte Experten-Interviews mit ärztlichen Unternehmern in MVZs und Funktionären des deutschen Gesundheitswesens anvisiert werden. Letztlich wird durch die Exploration der Informationen die durch die Dissertation gewonnen werden eine Verbesserung der Unternehmenssteuerung im MVZ angestrebt.

Weiterhin wird die entstandene Typologie über Fragebogen und theoretische Analyse überprüft.

Ziel ist die Entwicklung einer genauen und aussagekräftigen Typologie, die bei der Erschließung von Handlungsempfehlungen hilft und einen Erkenntnis- und Theoriegewinn zum Thema „MVZ in Deutschland" bewirkt.

4.3 Methoden, Instrumente

- Detaillierte Analyse vorliegender wissenschaftlicher Forschungsergebnisse über die Wirkungsweise von Unternehmensführungsmechanismen in MVZs in Deutschland
- Auswertung von Fallstudien zum Thema MVZ im deutschen Gesundheitssystem
- Entwicklung eines standardisierten Fragebogens für die Befragung von ärztlichen Unternehmern in MVZs und Funktionären des deutschen Gesundheitswesens
- Durchführung der 1. Experten-Interviews (Primärerhebung)
- Wissenschaftlich fundierte Typologieentwicklung
- Entwicklung von Handlungsempfehlungen
- Entwicklung eines Fragebogens zur empirischen Prüfung der Richtigkeit der theoretischen Typologie
- Befragung von ärztlichen Unternehmern und Funktionären des deutschen Gesundheitswesens in Form von Experten-Interviews
- Durchführung der 2. Experten-Interviews (Primärerhebung) zur Überprüfung der Typologie
- Analyse von Unternehmensdaten von MVZs zur Validierung der MVZ-Typologie (Sekundärerhebung)

5 Literatur

5.1 Verzeichnis der Publikationen zu den relevanten Theorien, Studien

Ackermann, D., Merz, J., Stolze, H., (2004), Erfolg und Erfolgsfaktoren freiberuflicher Ärzte. Ergebnisse der FFB-Ärzteumfrage für Niedersachsen, Diskussionspapier Nr. 43, Forschungsinstitut Freie Berufe, Lüneburg / / 2.1 Vorhandene Forschungsergebnisse

Antonovsky, A., Franke, A., (1997), Salutogenese zur Entmystifizierung der Gesundheit, Dgvt-Verlag, Tübingen / 2.1 Vorhandene Forschungsergebnisse

Armbruster, S., Lubs, S., Röhrig, N., Wagner, K., (2006), MVZ-Survey 2005, Eine Analyse der strategischen Positionierung Medizinischer Versorgungszentren, KBV, Berlin / 2.1 Vorhandene Forschungsergebnisse

BAZ Beratung und Management AG, (o.J.), Das Medizinische Versorgungszentrum – Teilnehmer an der vertragsärztlichen Versorgung, URL: http://www.ärztezentrum.de/index.php?section=MVZII, (Stand: 22.12.2010) / 2.2 Resultierende Forschungslücke

Baumann, M., (2006), Medizinische Versorgungszentren und Integrationsversorgung. Beiträge zur effizienten Leistungserbringung im Gesundheitswesen? In: Knappe, E., Neubauer, G., Oberender, P., (Hrsg.), Schriften zur Gesundheitsökonomie 50, Verlag P. C. O., Bayreuth / 2.1 Vorhandene Forschungsergebnisse

Behnsen, E., (2004), Medizinische Versorgungszentren – die Konzeption des Gesetzgebers (II), in: das Krankenhaus, Band 96, Heft 9, S. 698-702 / 2.2 Resultierende Forschungslücke

Böhlke, R., Söhnle, N., Viering, S., (2005), Gesundheitsversorgung 2020 - konzentriert, marktorientiert und saniert, Ernst & Young, Eschborn / 2.1 Vorhandene Forschungsergebnisse

Deutscher Bundestag, (2003),
Gesetzentwurf der Fraktionen SPD,CDU/CSU und Bündnis 90/ Die Grünen. Entwurf eines Gesetzes zur Modernisierung der Gesetzlichen Krankenversicherung (GKV – Modernisierungsgesetz – GMG), URL: http://dip.bundestag.de/btd/16/024/1602474.pdf, (Stand: 08.02.2011) / 1.1 Gegenstand des Projektes

Knüpper, P., (2007), Die Einzelpraxis lebt, in: Zahnärztliche Mitteilungen, Heft 97, Band 17, S. 22-24 / 2.1 Vorhandene Forschungsergebnisse

List, R., (1999), Das Honorarsystem der vertragsärztlichen Versorgung in der Gesetzlichen Krankenversicherung: eine sozialpolitische Untersuchung vor dem Hintergrund der Ausgestaltung sozialer Ordnungspolitik, (Diss. Erlangen, Nürnberg) / 1 Problembereich

McGuire, A., Henderson, J., Mooney, G., (1987), The economics of Health Care, An Introductory Text, Routledge, London u.a. / 1 Problembereich

Merz, B., Oberlander, W., (2006), Auswirkungen der Gründung medizinischer Versorgungszentren (MVZ) auf die freiberufliche Tätigkeit, Ludwig-Sievers-Stiftung, Deutscher Ärzte-Verlag, Köln / 2.1 Vorhandene Forschungsergebnisse

Michels, R., Ketteler-Eising, T., (2007), Steuerrechtliche Fragestellungen bei der Gründung Medizinischer Versorgungszentren, in: Medizinrecht, Heft 25, Band 1, S. 28-39 / 2.2 Resultierende Forschungslücke

5.2 Verzeichnis der erwähnten Literatur

Bedei, B., (2005), Der Arzt in der vertragsärztlichen Versorgung: Vorgaben und Empfehlungen für Ärzte und psychologische Psychotherapeuten zur Niederlassung, 8., überarbeitete Auflage, Deutscher Ärzte-Verlag, Köln / 2.2 Resultierende Forschungslücke

BKK Landesverband Ost, (2004), Ambulante Versorgung zwischen Landarztpraxis und Uniklinik, in: Fakten und Tendenzen, Heft 4, Band 1, S. 1-5 / 2.1 Vorhandene Forschungsergebnisse

Bourmer, H., (1985), Das Selbstverständnis des Arztes zwischen sozialer Bindung und Freiberuflichkeit, in: Buchholz, G., u.a. (Hrsg.), Der Arzt. Profil eines Freien Berufes im Spannungsfeld von Gesundheitspolitik, Wissenschaft und Publizistik, Festschrift, Deutscher Ärzte-Verlag, Köln, S. 10-24 / 1 Problembereich

Bundesmantelvertrag-Ärzte (2011)
vom 01. Januar 1995 in der Fassung des Inkrafttretens vom 01. Juli 2010,
URL: http://www.kbv.de/rechtsquellen/2310.html, (Stand: 07.02.2011) / 1.1 Gegenstand des Projektes

Bundespsychotherapeutenkammer, (o.J.), Neue Versorgungsformen, URL: http://www.bpb.de/themen/WZDR7I.html?guid=AAB203 &lt=AAB383, (Stand: 22.12.2010) / 2.2 Resultierende Forschungslücke

Burkowitz, J., (1999), Effektivität ärztlicher Kooperationsbeziehungen – Aus den Augen, aus dem Sinn...? Empirische Analyse auf der Basis von Patientendaten, (Diss. / Onlinepupl. Humboldt-Universität Berlin, URL: http://edoc.hu-berlin.de/dissertationen/medizin/burkowitz-Joerg/HTML/burkowitz.html, (Stand: 09.02.2011) / 2.1 Vorhandene Forschungsergebnisse

Breyer, F., Zweifel, P., Kifmann, M., (2005), Gesundheitsökonomik, 5., überarbeitete Auflage, Springer Verlag, Berlin / 1.3 Relevanz des Projektes

Burrell, G., Morgan, G., (1979), Sociological paradigms and organizational analysis, London / 2.2 Resultierende Forschungslücke

Carlin, M., (2007), Ausgemenschelt, in: medbiz, Sonderbeilage der Financial Times Deutschland, 29.06.2007, S. 24 / 2.1 Vorhandene Forschungsergebnisse

Cobbers, B., Schölkopf, M., (2006), Zahlen und Fakten zur Situation der Ärzteschaft in Deutschland, in: Gesundheits- und Sozialpolitik, Band 60, Heft 3, Seite 10-22 / 2.1 Vorhandene Forschungsergebnisse

Distler, B., (2010), Die Einführung Medizinischer Versorgungszentren und ihre Auswirkungen auf den Arzt als Freiberufler, Schriftenreihe Gesundheitsmanagement und Medizinökonomie, (Diss. Uni Erlangen-Nürnberg), Dr. Kovac, Hamburg / 1 Problembereich, 1.1 Gegenstand des Projektes, 1.2 Definition und Abgrenzung des Untersuchungsobjektes, 1.3 Relevanz des Projektes, 2.1 Vorhandene Forschungsergebnisse, 2.2 Resultierende Forschungslücke, 3.1 Fragestellung, 3.2 Zielsetzung

Freedman, D.H., (1992), Is management still a science? In: Harvard Business Review, Vol. 70, Issue 6, Nov.-Dec., S. 26-38 / 2.2 Resultierende Forschungslücke

Heigl, A., (2003), Gesundheitsmarkt 2013, Hypovereinsbank, München / 2.1 Vorhandene Forschungsergebnisse

Herder-Dorneich, P., (1980), Gesundheitsökonomik, Systemsteuerung und Ordnungspolitik im Gesundheitswesen, Enke, Stuttgart / 1.3 Relevanz des Projektes

Kassenärztliche Bundesvereinigung, (2003), Der freiberufliche Facharzt ist bedroht, Supplement, in: Deutsches Ärzteblatt, Heft 100, S. 18 / 2.1 Vorhandene Forschungsergebnisse

Kassenärztliche Bundesvereinigung, (2011), URL: http://www.kbv.de/koop/8791.html, (Stand: 09.02.2011) / 2.1 Vorhandene Forschungsergebnisse

Kluge, S., (1999), Empirisch begründete Typenbildung. Zur Konstruktion von Typen und Typologien in der qualitativen Sozialforschung, Opladen / 2.2 Resultierende Forschungslücke

Mintzberg, H., (1990), Strategy formation: Schools of thought, in: Fredrickson, J.W. (Hrsg.): Perspectives on strategic management, New York, S. 105-235 / 2.2 Resultierende Forschungslücke

Morgan, G., Smircich, L., (1980), The case of Qualitative Research, in: Academy of Management Review, Vol.5, Nr. 4, S. 491-500 / 2.2 Resultierende Forschungslücke

Musil, A., (2003), Stärkere Eigenverantwortung in der Gesetzlichen Krankenversicherung. Eine agency-theoretische Betrachtung, Reihe: Gabler-Edition: Wissenschaft Markt- und Unternehmensentwicklung, Deutscher Universitäts-Verlag, Wiesbaden / 1 Problembereich

National Center of Health Statistics, URL: http://www.cdc.gov/nchs/about/major/ahcd1.htm, (Stand: 09.02.2011) / 2.1 Vorhandene Forschungsergebnisse

Nefiodow, L. A., (2006), Der sechste Kontradieff. Wege zur Produktivität und Vollbeschäftigung im Zeitalter der Information, 6., aktualisierte Auflage, Rhein-Sieg Verlag, Sankt Augustin / 1 Problembereich

Parsons, T., (1972), Das System moderner Gesellschaften, 2. Auflage, Juventa-Verlag, München / 1 Problembereich

Rychlik, R., (2007), „Arzt im Jahr 2020" – Ergebnisse der repräsentativen Bevölkerungsumfrage zum Arzt der Zukunft, in: Der Gelbe Dienst, Heft 12, S. 2-3 / 2.1 Vorhandene Forschungsergebnisse

Schach, E., Schwartz, F., Kerek-Bodden, H.E., (1989), Zentralinstitut für die kassenärztliche Versorgung in der Bundesrepublik Deutschland. Die EVaS-Studie, eine Erhebung über die ambulante medizinische Versorgung in der Bundesrepublik Deutschland, Deutscher Ärzte-Verlag GmbH, Köln / 2.1 Vorhandene Forschungsergebnisse

Schulenburg, J.-M., von der, Greiner, W., (2000), Gesundheitsökonomik, Mohr Siebeck, Tübingen / 1.3 Relevanz des Projektes

Schwartz, F. W., Janus, K., (2006), Das Gesundheitssystem als interdisziplinäres Forschungsfeld, in: Wendt, C., Wolf, C., Soziologie der Gesundheit, Sonderheft 46, Kölner Zeitschrift für Soziologie und Sozialpsychologie, VS Verlag für Sozialwissenschaften, Wiesbaden, S. 72-85 / 1 Problembereich

Sozialgesetzbuch Fünftes Buch – Gesetzliche Krankenversicherung (2010), vom 20. Dezember 1988 (BGB1. I. S. 2477) in der Fassung der Bekanntmachung vom 22. Dezember 2010 / 2.2 Resultierende Forschungslücke

Veit, C., (2007), Dynamische Verbesserung der Versorgungsqualität, in: Veit, C., Bauer, J., Döbler, K., Eckert, O., Fischer, B., Woldenga, C., (Hrsg.), Qualität sichtbar machen. BQS-Qualitätsreport 2006, Bundesgeschäftsstelle für Qualitätssicherung gGmbH, Düsseldorf, S. 8-9 / 2.1 Vorhandene Forschungsergebnisse

Wendt, C., Wolf, C., (2006), Soziologie der Gesundheit, Sonderheft 46, Kölner Zeitschrift für Soziologie und Sozialpsychologie, VS Verlag für Sozialwissenschaften, Wiesbaden / 1 Problembereich

Westebbe, P. W., (1999), Ärzte im Netz. Eine qualitative Untersuchung über die Entwicklung neuer Kooperations- und Organisationsformen in der ambulanten Medizin in Deutschland, Eigenverlag / 2.1 Vorhandene Forschungsergebnisse

WHO, (1946), Constitution of the World Health Organization, New York, URL: http://www.searo.who.int/LinkFiles/About_SEARO_const.pdf (Stand: 07.02.2011) / 1 Problembereich

Zöllner, C., (2007), Interne Corporate Governance – Entwicklung einer Typologie, (Diss. Uni Hamburg 2007), Gabler, Wiesbaden / 2.2 Resultierende Forschungslücke, 3.1 Fragestellung, 3.2 Zielsetzung

Zulassungsverordnung für Vertragsärzte (Ärzte-ZV) (2011)
vom 28. Mai 1957 (BGB1. I S. 572, 608) in der Fassung vom 06. Dezember 2007 (BGB1. I S. 378)
/ 1.2 Gegenstand des Projektes

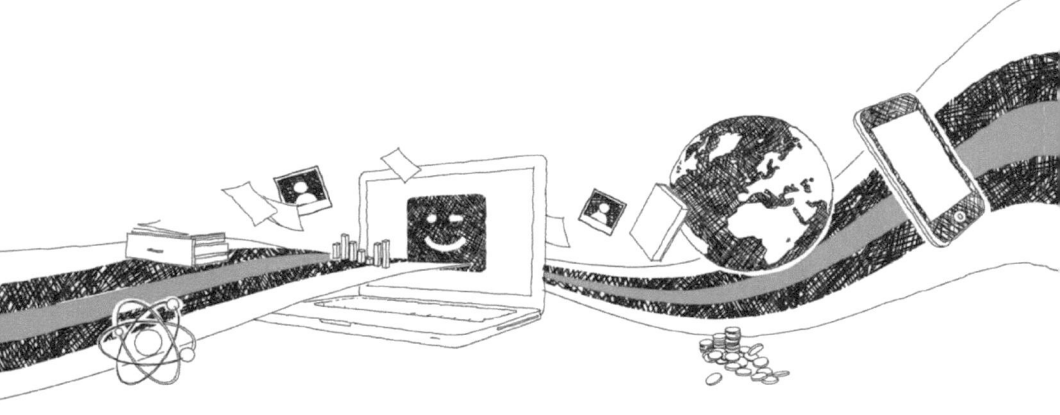
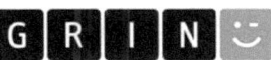